AF500272

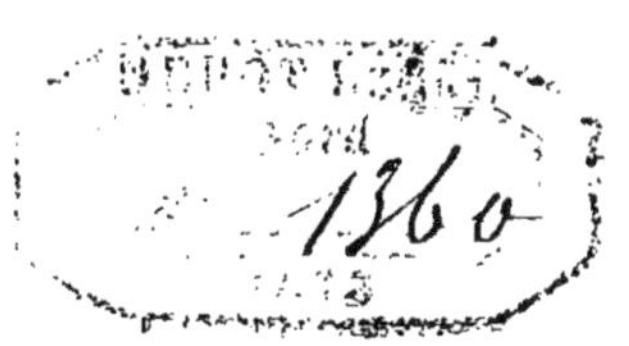

RAPPORT

DE LA COMMISSION DES DISTILLERIES

PRÉSENTÉ

AU CONSEIL CENTRAL DE SALUBRITÉ DU DÉPARTEMENT DU NORD

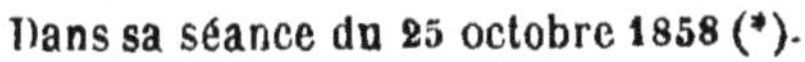

Dans sa séance du 25 octobre 1858 (*).

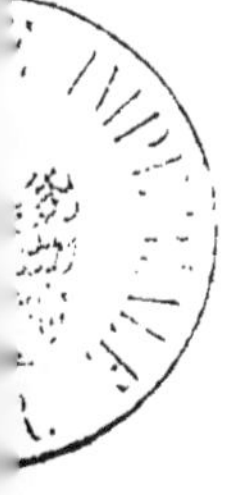

Lille, 25 octobre 1858.

MESSIEURS,

En vous communiquant le rapport que les comités consultatifs 'hygiène publique et des arts et des manufactures ont présenté M. le Ministre des Travaux publics, sur les moyens d'obvier ux inconvénients qui résultent de l'évacuation, dans les cours 'eau, des vinasses provenant des distilleries, M. le Préfet vous demandé votre avis sur les mesures à prendre et les moyens ratiques à adopter pour faire cesser un état de choses qui a lésé e nombreux intérêts et provoqué les plaintes générales des opulations ; il vous engage en outre à ne pas borner vos coneils à ce qui concerne les distilleries mais à les étendre à tous es établissements industriels qui déversent leurs résidus incom-

(*) M. le Préfet préside la séance. 1858

modes ou insalubres dans les cours d'eau, tels que sucreries, teintureries, dégraissage de laines, etc..... Enfin, ce magistrat soumet à votre examen un appareil épurateur que M. Dupont, inspecteur du travail des enfants dans les manufactures, dit avoir employé avec succès dans l'établissement qu'il possédait, il y a quelques années, à Pont à-Marcq.

Après avoir pris individuellement connaissance du rapport de la commission centrale des distilleries, vous avez chargé MM Kolb, Demesmay et Meurein, de faire une étude plus approfondie de ce document, et de vous proposer un projet de règlementation qui réponde au désir manifesté par M. le Préfet.

Nous pourrions considérablement simplifier notre tâche en disant en commençant que l'administration est suffisamment armée pour lutter avantageusement contre le mal que nous déplorons comme tout le monde; pour cela elle n'aurait qu'à contraindre les industriels à exécuter rigoureusement de point en point les arrêtés qui les concernent.

Mais par la force des choses la principale cause d'altération des eaux ayant momentanément cessé d'exercer son influence, nous pouvons apporter à l'examen et à l'appréciation des moyens préventifs et curatifs toute la maturité de réflexion et de jugement que comporte la gravité des questions pendantes.

C'est dans une revue rétrospective des faits et des documents consignés dans le recueil de vos travaux annuels que nous trouverons la lumière qui doit éclairer la marche vers l'avenir.

Aussi loin que nous nous reportions dans vos archives, à 1829 par exemple, nous voyons que la première fabrique de sucre de betteraves ne tarde pas à donner lieu à des plaintes par l'écoulement des eaux de lavage des racines saccharifères. Au fur et à mesure que cette industrie se développe, les plaintes, d'abord isolées, deviennent plus générales, et se font entendre sur beaucoup de points. Toutes sont provoquées par la mauvaise odeur qui se dégage des fossés où circulent les eaux de lavage, mais rtout des mares ou marais où elles sont stagnantes. Cette eur, c'est celle de l'acide sulfhydrique dont la diffusibilité est lle qu'il affecte l'odorat alors même que les réactifs chimiques s plus sensibles sont incapables d'en déceler la présence.

C'est le dégagement de ce gaz infect qui frappe les commisires enquêteurs des Conseils de salubrité dans leurs investigans. Partout les phénomènes se passent d'une manière idenue, ainsi que le démontrent les nombreux rapports émanant s Conseils des arrondissements de Lille, Douai, Cambrai, lenciennes. Loin des fabriques les eaux sont laiteuses, soit r le maintien en suspension du soufre dans un grand état de ision, par suite de la décomposition des sulfures qui, euxmes, sont produits par la désoxigénation des sulfates contees normalement dans la betterave ; (d'après nos analyses le jus r de betteraves contient 0gr. 00858 °/₀ d'acide sulfurique ıydre combiné aux bases alcalines) soit par toute autre se encore inexpliquée ; elles répandent une odeur vive cide sulfhydrique ; çà et là une écume noire et compacte les ouvre. En approchant des fabriques cet aspect laiteux dispa-, elles sont souvent claires ; plus près encore elles sont de s en plus limoneuses et presqu'inodores. Les fosses ou bassins ù elles sortent sont partout emplis de terre, de radicules de teraves, de particules de pulpe, enfin dans un état qui dénote a part des industriels une incurie coupable. Pendant cette maation, l'eau dissout les sels et les matières organiques solubles betteraves ; tantôt la décomposition se produit dans les fosses nes, tantôt ce n'est qu'à de grandes distances qu'elle a lieu. st pour obvier à cet inconvénient que vous avez conseillé la struction de bassins de dépôt géminés, communiquant entre par des déversoirs de superficie ; (on a essayé, à la sucrerie lies, d'établir la communication en faisant passer le liquide au ers d'une muraille filtrante, constituée par du charbon et des arbilles, mais en peu de temps les pores de ce filtre ont été obturés et le liquide s'est épanché par déversement); le passa de l'eau limoneuse au travers de grilles assez serrées pour s'c poser à l'arrivée des débris organiques dans les bassins; curage fréquent de ces mêmes bassins. On n'a tenu presqu'auc compte des arrêtés préfectoraux; et aujourd'hui encore, da beaucoup de localités, le mal se reproduit d'une maniè d'autant plus grave qu'on n'a rien ou presque rien fait pour conjurer, et que la sécheresse continue a mis à sec les fossés les mares qui, dès-lors, ne reçoivent que les eaux de lava sans mélange.

Il ne faut cependant pas exagérer les dangers de cette situ tion au point de vue de la santé publique. Avant la reprise travail des sucreries, le lit des petits cours d'eau qui servaie aux usages domestiques était à sec; il en était de même de bea coup de marais; on devait donc se pourvoir ailleurs. Aujourd'h ils contiennent de l'eau qui n'est pas potable, il n'y a rien changé aux conditions imposées par la nature. Seulement ce eau répand souvent une odeur d'hydrogène sulfuré. Cela assurément incommode; mais dans l'état de dilution où trouve ce gaz, si toxique lorsqu'il existe dans l'air dans la pr portion de quelques centièmes, il n'y a absolument à en redout aucun effet fâcheux sur l'économie. Dans les nombreuses visi que nous avons faites sur les lieux où on se plaignait surtout la mauvaise odeur de l'eau, nous nous sommes toujours enq avec un soin tout particulier de l'état sanitaire des plaignants, nous sommes heureux de pouvoir affirmer que jamais no n'avons rencontré plus de maladies là qu'ailleurs; les enfant les adultes, les vieillards, jouissaient de cette santé robus qu'on ne rencontre qu'à la campagne. Ce fait a du reste un pr cédent : Dans les vallées de la Toscane où se trouvent les *lago* l'air contient toujours des quantités d'acide sulfhydrique relati ment considérables, et la santé des ouvriers qui travaillent l'extraction de l'acide borique, toujours au sein de cette atm

›hère impure, ne paraît pas influencée d'une manière défavo-
.ble par ce milieu peu hygiénique en apparence.

De ce que la situation n'est pas immédiatement compromettante
›ur la santé, ce n'est toutefois pas une raison pour ne rien
ire afin d'atténuer ou de faire disparaître l'inconvénient. Nous
l'avons jamais pensé et nos actes de longue date le prouvent
une manière surabondante.

Nous croyons qu'à force de soins et de précautions, qui ne
nt pas incompatibles avec les exigences de l'industrie, on peut
tenir des résultats avantageux.

Nous avons parlé de la séparation des matières organiques
ant l'introduction de l'eau dans les bassins de dépôt, du mode
construction et de fonctionnement des bassins géminés, de
.r fréquent curage. Nous ajouterons que lorsque le terrain le
mettra le déversement de ces eaux de lavage sur des terres
inces sera un bon moyen de purification, employé avec un
ultat très-satisfaisant par M. Fiévet, fabricant de sucre, à
sny.

L'écoulement dans des puits absorbants, après épuration par
ôt préalable, a été pratiqué avec succès dans les arrondisse-
nts de Douai, de Cambrai et de Lille, sans que ce mode ait
suivi des inconvénients qu'on était en droit d'en redouter.
s si dans quelques conditions favorables on peut y avoir
ours sans danger lorsqu'il s'agit d'eaux aussi peu chargées de
ières organiques et inorganiques que les eaux provenant du
ge des betteraves, il suffit néanmoins que quelques exemples
corruption des eaux souterraines servant à l'alimentation des
ulations, se soient produits par ce fait, pour qu'on ne puisse
mettre en principe et que la prudence conseille de n'y avoir
urs qu'exceptionnellement.

e déversement des eaux de lavage des betteraves, dans un
s d'eau important, à la sortie des bassins de dépôt constam-
t en bon état, ne peut exercer sur la composition et les p

priétés de ce cours d'eau aucune influence fâcheuse; il a été expérimenté avec succès, on peut sans inconvénient y avoir encore recours.

Jusqu'ici nous ne nous trouvons encore qu'en présence des ucreries; la plus grande partie des plaintes ont été provoquées par l'inexécution des mesures prescrites par l'autorité; et à plusieurs reprises les Conseils de salubrité de tous les arrondissements ont témoigné le regret du défaut de surveillance et de contrôle intelligent exercé sur les industriels, pour guider et éclairer leur inexpérience dans l'emploi des moyens capables d'atténuer les inconvénients de leurs travaux, et au besoin les contraindre à accomplir ce qui leur est imposé dans l'intérêt général. Dans la nouvelle période que nous allons parcourir, l'absence de ce contrôle officiel se fera sentir plus vivement encore.

En effet, si la sollicitude de l'Administration et des Conseils pour les intérêts hygiéniques des populations, a été vivement préoccupée de l'incommodité inhérente à l'écoulement des eaux de lavage des betteraves sortant des sucreries, que sera-ce lorsqu'à ces mêmes eaux se joindront des résidus liquides dix fois plus insalubres, les vinasses des distilleries, que la maladie de la vigne, en 1853, fait surgir tout-à coup dans le Nord et le Pas-de-Calais ? Dans l'ignorance du résultat, on ne prend à l'égard de ces nouvelles usines d'autres mesures, quant à l'écoulement des eaux, que celles adoptées pour les sucreries. Aussi, voyons-nous chacun se débarrasser de l'énorme quantité de vinasse produite chaque jour par la voie qui lui paraît la plus convenable à ses intérêts ou le plus en harmonie avec les exigences de la situation qu'il occupe, laissant au hasard le soin de sauvegarder les populations.

Le mal ne tarda pas à se manifester dans toute son étendue et appela l'attention de l'autorité. Il se révéla par l'odeur infecte que répandirent tous les cours d'eau, et la mortalité des poissons.

Il n'en pouvait être autrement. En effet, à la faible proportion le sulfates existant dans la betterave à l'état normal, sulfates qui, par leur décomposition, avaient déjà donné lieu à tant de plaintes, on ajoutait encore l'énorme quantité de sulfates résultant de la combinaison de l'acide sulfurique avec les bases alcalines et terreuses contenues dans la bettérave elle-même, ou dans les cours d'eau, acide mélangé au jus dans la proportion de $\frac{2}{100}$ pour en faciliter la fermentation.

Cette masse de sulfates si facilement décomposables par les matières organiques qui les accompagnaient dans les vinasses, devait nécessairement enlever à l'eau tout l'air et l'oxigène indispensables à la vie des poissons et les asphyxier dans leur élément; l'acide sulfhydrique en dissolution, ainsi que l'acide minéral libre n'étaient-ils peut-être pas non plus sans avoir leur part d'influence dans ce résultat. Ce même acide sulfhydrique en se volatilisant dans l'air frappait les populations d'épouvante en leur faisant supposer que l'eau qui avait déterminé une si grande mortalité chez les poissons était de nature à produire le même effet sur les animaux et sur l'homme; aussi les riverains des cours d'eau et les bateliers n'osaient plus employer pour les usages internes le liquide qui auparavant était leur boisson habituelle et avec lequel ils préparaient leurs aliments. On remarque encore là les exagérations de la crainte, et l'appréhension irréfléchie d'un effet à une autre. Nous avons alors examiné beaucoup d'échantillons d'eaux dans lesquelles les poissons étaient morts, et certes, ces eaux, quoiqu'un peu moins pures que dans leur état normal, n'étaient ni insalubres, ni de nature à apporter une perturbation profonde dans la santé des animaux qui en auraient fait usage.

Telles étaient les conditions dans lesquelles on se trouvait quand notre collègue, M. Kuhlmann, présenta au Conseil le remarquable rapport dans lequel il a traité d'une manière complète et sous toutes ses faces la difficile question de l'écoulement des vinasses de betteraves. Dans ce rapport, inséré dans la publication de vos travaux de l'année 1854, N° XIII, page 124, nous trouvons des appréciations très-saines et très-judicieuses exposées avec tout le talent et la compétence que nous nous plaisons à reconnaître à son auteur, sur le mode de déversement dans les puits absorbants, l'absorption des vinasses par la surface du sol, drainé ou non, la concentration par la chaleur. Ce travail est assurément le précurseur du rapport qui nous est communiqué par M. Préfet. Nous trouvons, en effet, dans ce dernier document, la même division, les mêmes opinions, les mêmes moyens, les mêmes conclusions, le même respect des principes qui protégent la liberté commerciale, et les mêmes efforts pour concilier les intérêts de la santé publique et ceux de l'industrie.

Aussi, comme le rapport de M. Kuhlmann a tracé, en 1854, la voie dans laquelle le Conseil central de salubrité s'est efforcé de diriger l'industrie de la distillerie de l'alcool de betteraves pour rendre son existence compatible avec les lois de l'hygiène, nous allons trouver dans les faits résultant des nombreuses expériences entreprises dans tout le département, d'après chaque mode particulier, employé pour l'écoulement des vinasses, les réponses aux questions que nous pose M. le Préfet.

Des essais de déversement des vinasses dans les puits absorbants, entrepris dans l'arrondissement de Lille, n'ont généralement pas été suivis de résultats satisfaisants. Ou bien les puits s'encombraient de matières organiques qui, primitivement dissoutes, formaient, en s'organisant sur les parois, des enduits imperméables ; ou bien les vinasses, se mélangeant aux eaux qui alimentaient les pompes, les rendaient impropres aux usages alimentaires.

Dans les arrondissements de Cambrai et de Douai, ainsi que nous l'avons dit au sujet du déversement des eaux de lavage des betteraves, le fonctionnement de larges puits terminés par une vaste galerie horizontale paraît avoir été satisfaisant au point de vue de l'absorption et de ses conséquences.

Des expériences suivies de mauvais résultats ont fait condamner : mode dans l'arrondissement de Valenciennes.

Le drainage a été expérimenté sur une vaste échelle, par MM. iévet, à Masny et à Sin. M. Fiévet, de Masny, a déversé pen- nt 150 jours de travail de la campagne 1854-55, 1,100 hecto- .res de vinasses par jour sur une superficie de 20 hectares ; eau qui sortait des drains était encore trouble, et en s'écoulant ins un fossé qui, après un trajet de 8 kilomètres, l'amenait à la carpe, se corrompait et répandait l'odeur sulfhydrique caracté- stique. M. Fiévet employait les rapes et les presses et acidifiait s mouts par l'acide sulfurique. La terre retenait une certaine iantité des matières organiques même dissoutes primitivement, ais presque tous les sulfates restaient en dissolution dans l'eau ii sortait des drains et subissaient la loi de la décomposition us l'influence des matières organiques.

Le même fait s'est passé à Mouveaux, chez MM. Mullier, Mas- elier, Facon et Cie., dont les eaux, au sortir des drains, se ndaient dans l'Escaut, par le fossé de l'Espierre.

A Iwuy, MM. Delloy et Cie. ont déversé leurs vinasses sur un amp drainé d'une superficie de plus d'un hectare. Pendant la emière campagne la filtration s'accomplit d'une manière satis- isante, mais lors de la campagne suivante, 1856-57, l'absorp- on s'est faite lentement d'abord, puis à la fin elle fut nulle ; ie partie des vinasses resta à la surface du champ, l'autre écoula dans les fossés latéraux, s'y corrompit, s'infiltra dans sol perméable et gâta les eaux des puits voisins.

A Moulins-Lille, quoique la terre sur laquelle on déversa les nasses ait été drainée, elles s'infiltrèrent dans le sous-sol ayeux et gâtèrent l'eau des puits de deux quartiers dans un yon très-étendu. Les eaux souterraines furent très-longtemps fectes avant de recouvrer leur pureté primitive.

A Seclin, à Illies, des faits analogues se sont produits. Toutes s eaux de cette dernière usine sont restées très-sulfureuses ;

c'est une des causes principales qui ont motivé les plaint renouvelées chaque année par les habitants de Lorgies, de I Ventie et d'Estaires, quoique M. Peuvion, le propriétaire de distillerie n'ait plus laissé couler de vinasses dans le cours d'ea

A Marquette, à Haubourdin, à Ascq, on a déversé les vinass sur des terres drainées, et on a dû y renoncer parce que la filtr tion n'a pas tardé à cesser, par suite de l'obstruction des por du sol.

Dans les arrondissements de Cambrai, de Douai, de Vale lenciennes, on a fait écouler les vinasses sur de grandes supe ficies de terre non drainées; l'absortion a été lente, mais le r sultat a été satisfaisant, surtout au point de vue de la culture.

Dans l'arrondissement de Lille, ce mode a été mis en pratiq pendant plusieurs années consécutives, à Anstaing, Annœullir Seclin, etc. Les industriels cultivateurs qui y ont eu recou s'en sont bien trouvés. Mais les récoltes étaient trop fortes, racines sarclées étaient encore en pleine végétation à la fin l'année les betteraves; énormes ne contenaient que très-peu sucre que la distillerie pouvait extraire et convertir en a cool, mais que la sucrerie n'aurait pu travailler qu'avec pert Les pommes de terres étaient trés-aqueuses et peu féculente Nous y avons vu des blés, aux fanes noires, ne pouvoir fruc tier, et des escourgeons pourrir sur pied.

Du reste, on ne remarquait aucune mauvaise odeur se d gageant de la terre qu'on se hâtait de labourer au printemps.

Il est donc évident que les distilleries, situées en pleine can pagne sont dans de bonnes conditions pour utiliser les vinasse Mais il n'en est pas de même de celles qui se trouvent près d villes ou au centre d'une agglomération de population; pour el la situation est plus précaire, et lécoulement des vinasses pl onéreux. C'est surtout aux industriels placés dans ces conditio défavorables qu'on a dû prescrire la construction des bassins dépôt et le traitement des vinasses par la chaux. Leur voisina n'était plus tolérable; il fallait absolument ou faire fermer les usines, ou contraindre les industriels à se conformer rigouscreument aux prescriptions de l'autorité. Quelques-uns nous ont permis, par les soins consciencieux avec lesquels ils ont exécuté es arrêtés qui ont autorisé leurs travaux, de constater l'efficacité des procédés de purification; d'autres, par un semblant l'exécution ont aggravé le mal, compromis les principes auxquels ils étaient censés se conformer, provoqué des plaintes sans cesse renouvelées des voisins, et ébranlé la confiance de l'autoité dans l'efficacité des mesures qui lui étaient conseillées.

C'est par suite de ce mépris des injonctions administratives, que M. le Préfet, cédant aux réclamations constantes des populations, a pris l'arrêté du 5 juillet 1855, qui interdit tout écoulement des vinasses dans les cours d'eaux.

Cette mesure, par trop radicale, ruinait du même coup l'industrie de la distillerie qui devait périr quelques années plus tard par une autre cause. Mais pour le moment, comme elle était iable, comme le conseil de salubrité avait foi dans les moyens capables d'atténuer les inconvénients de l'écoulement des vinasses dans les cours d'eau, pourvu que les industriels voulussent bien les employer consciencieusement, il se posa en médiateur et obtint de M. le Préfet la suspension, pour une année, de l'exécution de l'arrêté du 5 juillet.

L'emploi des puits absorbants fut proscrit formellement, et on apporta tous les soins possibles dans la combinaison des moyens de purification. C'est alors que la substitution de l'acide chlorhydrique à l'acide sulfurique fut prescrite pour la fermentation; que les vins durent être neutralisés avant la distillation; que la chaux dut être ajoutée dans les bassins à la vinasse bouillante; qu'enfin, comme contrôle d'une opération bien faite, la vinasse ne put sortir des bassins que clair et franchement alcaline. Nous avons le regret de le dire : généralement, l'industrie ne tint aucun compte de la concession qu'on venait de lui faire.

L'acide hydrochlorique ne fut pas employé parce que, disait-on, ses vapeurs attaquaient les appareils distillatoires, inconvénient auquel on ne pouvait remédier, attendu que la neutralisation des vins avant la distillation était déclarée impossible industriellement. (Cependant, cette impossibilité a disparu quand on a distillé plus tard les riz plus ou moins avariés qu'on saccharifiait avec l'acide chlorhydrique.)

On ne construisit pas de bassins de dépôt, ou bien on les construisit dans des dimensions telles qu'ils ne devaient servir à rien. On n'employa pas la chaux pour s'affranchir d'une dépense inutile; ou bien on en mit dans les bassins une quantité juste convenable pour obtenir la neutralisation des acides, et dès lors la décomposition putride se déclara avec une intensité effrayante. Les habitants de Moulins Lille en firent la triste expérience. Dans de telles conditions, la corruption des cours d'eau s'aggrava.

Mais ce qui porta le mal à ses dernières limites, ce fut la distillation du riz accomplie pendant les chaleurs du printemps et de l'été de 1857. La saccharification répandait au loin des odeurs repoussantes; les vinasses chargées d'une quantité énorme de matières organiques et inorganiques, ces dernières très-sulfureuses, se rendaient sans purification dans les cours d'eau dont le débit était considérablement réduit par la sécheresse et l'évaporation, ne tardaient pas à s'y corrompre sous l'influence d'une chaleur tropicale, portaient au loin l'infection et tuaient partout les poissons.

C'est pendant cette dernière période que vous avez pu vous rendre compte de l'efficacité de la chaux employée en excès.

En effet, pour purifier les vinasses de betterave, il fallait les traiter bouillantes par un kilog. de chaux vive (à l'état de lait de chaux) par hectolitre; c'est une défécation tout-à-fait analogue à celle qui est mise en pratique dans la sucrerie. L'excès de chaux est indispensable pour rendre inactif le ferment azoté qui l'est également quand la vinasse est acide; et, aussi longtemps que la vinasse reste alcaline ou acide, nous n'y avons jamais remarqué de fermentation d'aucune nature. Les fermentations diverses et les produits qui en sont la conséquence ne se manifestent qu'au moment où les liquides deviennent neutres ou presque neutres; de là, l'inconvénient d'employer la chaux en quantité trop faible. Pour déféquer les vinasses de riz. 1 kilog. de chaux était insuffisant, il fallait en employer 1 kilog. 500 grammes.

Dès que ces quantités ont été employées, et que le traitement de la vinasse s'est opéré dans des cuves de capacité déterminée avant de se rendre dans les bassins, tous les inconvénients signalés jusqu'alors ont cessé de se produire; conservation de la vinasse sans altération aucune; suppression de toute odeur gênante pour les voisins; précipitation rapide des matières rendus insolubles; communication d'un bassin à l'autre par toute la crête d'un déversoir de superficie horizontal; écoulement dans les cours d'eau d'un liquide clair, alcalin et privé d'une grande partie des matières azotées qui jouent le rôle de ferment; neutralisation rapide par le mélange dans une grande quantité d'eau; précipitation de la chaux transformée en carbonate; atténuation sensible des propriétés nuisibles aux poissons, comme cela est résulté des expériences que nous avons faites.

Mais nous le répétons, ce n'est que dans deux, à peine trois usines que nous avons pu remarquer les améliorations successives, conséquence de l'emploi rationnel et consciencieux du système complet d'épuration. Les inconvénients primitifs disparaissaient l'un après l'autre, et on arrivait enfin à un état stable et satisfaisant sous tous les rapports.

C'est là que nous avons vu que les théories scientifiques doivent quelquefois s'incliner devant les faits; car pendant les chaleurs caniculaires des mois de juin, juillet, août 1857, nous avons visité d'énormes bassins carrés de 10 mètres de côté, et de 1 mètre 50 de profondeur, restés pleins de vinasses de riz chaulées, sans que la moindre odeur s'en soit dégagée ; le liquide qui surnageait le dépôt était fortement alcalin. Après deux mois de conservation, l'acide carbonique de l'air ayant neutralisé les couches supérieures, une faible odeur sulhydrique et butyrique se manifesta. Nous fîmes alors mélanger à ces 150 mètres cubes de vinasses 200 kilog. de chaux vive à l'état de lait ; toute odeur cessa, le dépôt se forma promptement, et le liquide resta clair et inodore, jusqu'au moment de la vidange qui eut lieu à la fin d'août. Pendant cette opération, la vase à réaction alcaline qui occupait une hauteur de 70 cent., agitée par des ouvriers qui y étaient enfoncés jusqu'au dessus du genou, ne répandait pas la moindre odeur.

Vous le voyez donc, Messieurs, l'excès de chaux n'a pas l'inconvénient qu'on lui a prêté gratuitement. Pardonnez-nous d'insister sur ce fait, car il est la base de tout le système. Avec une quantité seulement suffisante pour neutraliser les acides, la précipitation des dépôts est très-lente, les ferments azotés sont mis en liberté, et la décomposition s'empare des matières organiques. Au contraire, avec la chaux en excès, 1 kil. par hectolitre de vinasses de betteraves, 1 kilog 1/2 par hectolitre de vinasses de riz (ceci pour mémoire seulement par suite du décret du 3 juillet 1857, qui interdit la saccharification des riz par les acides), la séparation des parties solides et liquides est prompte et facile, les ferments azotés sont rendus inactifs, et la conservation des résidus est assurée aussi longtemps que l'alcali terreux prédominera. Les dépôts boueux qui se forment dans les bassins sont un excellent engrais. Desséchés ils contiennent de 4 à 5 °/₀ d'azote.

Des expériences que nous avons suivies avec beaucoup de soin et que nous venons de mentionner, il résulte qu'un seule mode d'écoulement des vinasses est de nature à donner une satisfaction complète à tous les intérêts et aux exigences de la salubrité, c'est le déversement sur de larges surfaces de terres arables ; puis deux modes atténuent le mal d'une manière sensible, c'est

déversement sur des terres drainées et le déversement dans les
urs d'eau d'un débit suffisant, après purification complète par
chaux et éclaircissement du liquide dans les bassins de dépôt.
ais dans chacun de ces modes, il est indispensable que les
nasses proviennent de jus fermentés avec l'acide chlorhydrique;
tte nécessité est absolue.

Par les deux premiers modes, l'agriculture tire un parti
antageux de l'emploi d'un engrais assez puissant; par le derer, on perd la partie liquide la moins riche en matières orga-
ques, mais il reste le dépôt boueux composé de chaux hydratée,
sels de chaux, parmi lesquels nous trouvons les phosphates
quantité notable, de sels de soude et de potasse, de matières
ganiques azotées, dépôt qui a l'état sec titre de 4 à 6 %
azote, par conséquent, il jouit de propriétés fertilisantes
contestables.

Nous croyons devoir consigner ici le résultat d'observations
e nous avons faites sur la puissance fertilisante des vinasses,
n d'éclairer un peu la marche des cultivateurs qui les emploie-
nt en irrigation sur les terres drainées ou non drainées. Elles
ront en outre pour effet de démontrer aux partisans exclusifs
drainage, les inconvénients qui doivent nécessairement ré-
ter pour l'agriculture elle-même qu'ils veulent favoriser dans
but assurément très-louable, si cet engrais est employé avec
de discernement et de mesure.

Dans l'arrondissement de Lille, où on suit habituellement
solement triennal, il est admis en principe que pour fumer
venablement une terre destinée à la culture des récoltes sar-
es, il faut employer par hectare environ 600 quintaux mé-
ues de fumier de ferme, plus 11 quintaux de tourteaux. Le
de cette fumure, dans les conditions les plus avantageuses,
au moins de 500 francs.

La quantité d'azote contenue dans cette somme d'engrais, dont
tion n'est épuisée qu'après trois ou quatre récoltes, est de

295 kilogrammes. D'après la connaissance que nous possédon sur la composition des vinasses provenant du travail par les râpe et les presses, il nous est facile de déterminer la quantité q contient 295 kilogr. d'azote. Elle est de 1,844 hectolitres. Il e bien entendue qu'il s'agit de la vinasse normale, c'est-à-dire d la partie liquide et solide de ce résidu industriel. Or, nous avo vu que la partie solide, composée presqu'exclusivement de fe ment, contient, à très-peu de choses près, la moitié de l'azo du tout; donc si on la sépare par un dépôt préalable dans ur fosse ou un bassin, il est évident que pour obtenir 295 kilog d'azote il faut une quantité double de liquide clair, ou 3,688 he tolitres, lesquels, répandus sur un hectare, forment une couc d'une épaisseur de près de 37 millimètres. Cette fumure exerce probablement une action encore trop énergique, car, comm tous les engrais liquides, celui-ci se trouve dans des conditio d'assimilation immédiate; ce qui n'a pas lieu pour l'engrais ferme et le tourteau, dont la décomposition est plus lente et fait sentir sur les récoltes qui se succèdent. Cette surabondan d'aliments, qu'on fournit ainsi instantanément aux végétau produit un effet analogue à celui que l'excès de nutrition déte mine chez les animaux : la stérilité. C'est ce que des expérienc citées plus haut, entreprises sur une large échelle, nous ont s fisamment démontré.

En admettant cette quantité maxima de 3,688 hectolitres vinasse privée de ferment par dépôt, répandue par hectare terre, il faudrait qu'une distillerie moyenne, produisant 800 h tolitres de vinasse en vingt-quatre heures, et travaillant penda 150 jours, pût disposer d'une superficie de près de 35 hectare ce qui n'est pas impossible. L'économie réalisée par ce mode fumure serait de 8,000 fr., moitié du prix des engrais solide et il resterait dans les bassins ou fosses de dépôt 102,000 kil. ferment sec contenant 10 °/₀ d'azote et 4,5 °/₀ de phosphate chaux. La richesse de ce dernier engrais lui assure une val vénale importante.

Ces considérations doivent engager les cultivateurs à employer s vinasses à la fertilisation du sol, mais en même temps elles t pour but de les mettre en garde contre les conséquences de xcès.

L'irrigation par écoulement naturel est seule praticable, car ne faut pas songer à transporter par charrois des masses de uide dont la valeur intrinsèque ne pourrait payer les frais de ain-d'œuvre.

Au point de vue de la question que nous avons à traiter, il ne ut pas nous faire illusion et croire avoir trouvé une solution tisfaisante sous tous les rapports, parce que toutes les terres sont pas susceptibles d'être drainées ou irriguées ; toutes les coltes ne peuvent recevoir les vinasses comme engrais ; elles peuvent non plus être employées pendant longtemps sur le ême sol sans amener les résultats fâcheux, conséquence de mploi exclusif des engrais liquides.

Quant aux puits absorbants, nous pensons que ce n'est que s-exceptionnellement qu'il faut y avoir recours; car si la conrvation de la pureté des eaux coulant à ciel ouvert est d'un ut intérêt pour les populations, surtout dans la période de séeresse où nous nous trouvons, il est plus important encore de ne s altérer les eaux souterraines, dont les niveaux sont énormént abaissés et dont la pénurie se fait partout si vivement ntir.

Nous ne savons quel est l'avenir réservé à la distillerie de lcool de betteraves dans le Nord, mais si elle se relève de la se qui aujourd'hui a si gravement compromis son existence, serait désirable, dans l'intérêt général, qu'elle cessât d'être e industrie commerciale et seulement capitaliste, pour devenir clusivement une industrie agricole. Les travaux se faisant alors une moins grande échelle, il serait possible d'employer les océdés de macération dans la vinasse et de fermentation directe la racine divisée, dont les résidus cuits, mélangés à des fourrages, à des substances farineuses et à des tourteaux, sont si favorables aux bestiaux ; dès-lors, plus ou presque plus de vinasses ; possibilité d'avoir dans l'exploitation rurale un plus grand nombre de bestiaux, par suite plus de fumier, d'élever les salaires des agents agricoles et de les retenir pendant toute l'année dans les campagnes, en leur procurant le bien-être des ouvriers des villes, bien-être dont la recherche est la cause de l'émigration et de la pénurie des bras.

Nous arrivons à l'examen du procédé de purification présenté à M. le Préfet par M. Dupont, inspecteur du travail des enfants dans les manufactures. L'ensemble de ce procédé se compose de bassins de dépôt, de cloisons filtrantes constituées par de la paille, enfin de petits bassins contenant de la chaux et du charbon. Ce n'est qu'une modification peu heureuse des procédés dont vous avez conseillé l'emploi. La filtration mécanique de grandes masses de liquides troubles, soit au travers de la paille du foin, de la tannée, de murailles de charbon, de craie ou de gravier, essayée depuis longtemps dans maintes circonstances, n'a jamais réussi à donner des résultats satisfaisants; on a dû y renoncer partout ; et c'est seulement après ces diverses tentatives infructueuses que vous avez eu recours aux vastes bassins où l'épuration se produit par décantation spontanée des liquides au-dessus de déversoirs horizontaux ; on évite ainsi toute agitation dans les liquides, par suite on favorise les dépôts des matières en suspension. Le résultat obtenu prouve que ce moyen est satisfaisant, toutes les fois que les industriels se conforment aux prescriptions de l'autorité, ce qui malheureusement est exceptionnel.

Au reste, pendant que M. Dupont était encore fabricant de sucre à Pont-à-Marcq, des plaintes se sont produites contre son usine, que le Conseil a été appelé à faire visiter plusieurs fois par ses commissaires délégués, et leurs rapports n'ont pas été favorables aux moyens de purification qui y étaient employés.

Nous pensons donc qu'il n'y a pas lieu de prendre en considération cette communication

Nous arrivons au terme de notre mission, mais avant de conure nous répèterons ce que nous avons dit en commençant, à voir pour l'Administration, pour atténuer ou faire disparaître que les travaux de l'industrie ont d'incommode ou d'insalubre ur les populations, n'a qu'à faire exécuter rigoureusement les rêtés qui ont été pris pour chaque usine individuellement. On peut coucher l'industrie et la mettre à la gêne sur le lit de ocuste; c'est pourquoi les principes hygiéniques généraux ant admis, vous avez indiqué et vous indiquez tous les jours mment ils doivent être appliqués à chaque usine, en raison des nditions spéciales où elle se trouve. Chez certains industriels, bstention ou la mauvaise exécution des procédés sont la conquence de l'ignorance, chez d'autres c'est le mauvais vouloir. ns le premier cas il faut les éclairer, dans le second les conindre. C'est pourquoi avec nos confrères des arrondissements, ec la commission de Paris, nous vous engageons à réclamer M. le Préfet l'institution d'un service d'inspection de la saluté, sollicité d'ailleurs par nous chaque année depuis bien longnps, comme devant mettre un terme aux abus que vous êtes p souvent appelés à constater, devant lesquels vous êtes imissants, et dont l'opinion publique, trompée par les appaces, vous rend quelquefois responsables.

Pour nous résumer, nous dirons que les plaintes auxquelles a nné lieu l'écoulement des eaux du lavage des betteraves proiant des fabriques de sucre, et de ces mêmes eaux jointes aux asses des distilleries, dans les fossés, les marais, les cours au d'un faible débit, ont toujours été provoqués par le dégaient de l'acide sulfhydrique produit sous l'influence de la dénposition des sulfates par les matières organiques; et que la rtalité des poissons, autre sujet de récrimination, a été la iséquence de la désoxygénation de l'air respirable contenu is l'eau par ces mêmes matières organiques, peut-être aussi l'action toxique de l'acide sulfhydrique et des acides minéraux à l'état de liberté : que par conséquent le déversement direct et sans purification préalable de ces résidus liquides dans les fossés, mares à eaux stagnantes, ou cours d'eau d'un très-faible débit, doit être formellement interdit.

Que parmi les moyens de purification employés pour atténuer le mal et soumis à une expérimentation longue et variée, les puits absorbants et la filtration mécanique, n'ont généralement pas donné de bons résultats ;

Que la chaux vive employée comme agent de défécation, moyennant un dosage approximatif, (l'excès n'étant jamais à craindre), a assuré la conservation des vinasses et fait disparaître toute mauvaise odeur ;

Que les bassins de dépôt géminés, de grande capacité, communiquant entre eux par déversiors de superficie, s'étendant d'un bord à l'autre des bassins, ont été favorables à la précipitation des matières solides en suspension et à la clarification des liquides ;

Qne l'écoulement des vinasses sur les terres drainées a le double inconvénient de boucher promptement les pores du sol si les surfaces sont peu étendues, et, en outre, quand les surfaces sont assez grandes pour que la filtration s'opère d'une manière facile et continue, de laisser sortir des drains un liquide presque toujours trouble, chargé de sulfates dissous, odorant, et devenant infect en se corrompant ultérieurement dans les cours d'eau ;

Que l'irrigation sur des terres arables, non drainées, d'une grande étendue, sans écoulement aucun dans les cours d'eau, mares ou fossés, a donné de bons résultats ;

Que la substitution de l'acide chlorhydrique à l'acide sulfurique, en ayant l'avantage d'éviter la production des sulfates, offre néanmoins deux dangers contre lesquels l'industriel doit être mis en garde, afin qu'il puisse les conjurer.

Ou bien les vins sont distillés sans neutralisation préalable, et alors l'acide volatil corrode les appareils et les met assez prompment hors de service ; ou bien ils sont neutralisés avec le carnate de chaux ; et dans ce cas, si le liquide est clair, il connt de la chaux dissoute à l'état de bicarbonate ; s'il ne l'est s, c'est du carbonate neutre en suspension qui trouble sa nspareuce. Sous l'influence de la chaleur, ces deux sels réassent sur le chlorhydrate d'ammoniaque contenu normalement ns les betteraves et donnent lieu à la production de chlorure calcium fixe et de carbonate d'ammoniaque volatil. Ce derer, en contact avec les parties de cuivre non étamées, forme de mmoniure de cuivre ou de l'oxide de cuivre ammoniacal qui te dans l'alcool, le colore en bleu de ciel d'autant plus foncé e la quantité est plus grande, et lui communique des propriétés iques.

On évite ces résultats fâcheux en laissant une très-faible antité d'acide libre, dont l'action sur les appareils est alors ignifiante.

Nous avons vu pendant toute une campagne que, lorsque les érations sont bien conduites, il est possible industriellement viter les deux écueils et de fabriquer d'excellents produits.

Il était indispensable d'appeler l'attention sur ces réactions, ce que dans le cas où on aurait l'intention de se débarrasser vinasses, après épuration par voie de drainage, en les laist écouler dans un cours d'eau, l'emploi de l'acide chlorhydrique ait la condition *sine quâ non*.

En outre, comme les voisins des sucreries et des distilleries souvent à souffrir des odeurs qui s'en dégagent, malgré les is et les précautions que les chefs des usines peuvent avoir; nme les eaux des puits ont été fréquemment corrompues par faibles infiltrations de liquides contenant en dissolution des fates ou des matières organiques ; nous pensons qu'il est conable d'éloigner ces établissements industriels des habitations, à l'avenir de ne plus en autoriser la création au centre d'agmérations de populations.

Quant aux résidus liquides déversés dans les cours d'eau p les autres industries, ils sont loin d'offrir les inconvénients vinasses sous le rapport de la corruption de l'air et de l'eau, si en excepte toutefois quelques teintureries opérant sur une éche hors ligne et quelques ateliers où on dégraisse les laines, ou bi où on extrait des *ébroués* les acides et les corps gras. Même e core, pour ces deux dernières industries, l'expérience a montré qu'il est possible d'enlever aux eaux, par des procéd pratiques et pas trop onéreux, la plus grande partie des matiè qui en troublent la pureté; il n'y a donc qu'à les appliquer enf en se conformant à tous les articles des arrêtés d'autorisation.

Mais en admettant qu'à l'avenir l'industrie ne déverse p dans les cours d'eau que des liquides suffisamment purs pour pas donner lieu à des décompositions subséquentes, il est craindre que le mal ne se perpétue encore, moins grave cepe dant, mais néanmoins d'une manière appréciable, par le fait l'envasement excessif des petits cours d'eau non navigables et canaux à eaux dormantes. Bien souvent, après y avoir const les caractères insalubres communiqués à l'eau pure par le dé gement permanent des gaz méphitiques et la dissolution d'u faible quantité de matières organiques de la vase, vous en a demandé le curage à vif fond par qui de droit. En présence de réduction exceptionnelle du débit des cours d'eau que nous marquons par le fait de la persistance de la sécheresse, réduct qui rend ce liquide plus précieux, mais en même temps plus cilement altérable sous l'influence des mêmes causes, il est p urgent que jamais de renouveler votre vœu qui, nous n'en d tons pas, sera exaucé par l'Administration.

En conséquence, pour atteindre les heureux résultats que clame l'intérêt général des populations, nous avons l'honneur vous proposer l'adoption des conclusions suivantes, un peu p rigoureuses peut être que celles de la commission parisienne distilleries, mais que nous croyons nécessaires en raison des constances dans lesquelles nous nous trouvons :

ART. 1.er — A l'avenir, les sucreries et les distilleries d'alcool jus de betteraves seront rangées dans la première classe des blissements dangereux, insalubres ou incommodes.

ART. 2. — Les eaux du lavage des betteraves des sucreries ou distilleries seront séparées des matières organiques et inoriques, d'après les procédés et moyens prescrits par l'autorité, ne pourront s'écouler dans les cours d'eau que parfaitement pides.

ART. 3. — L'écoulement des vinasses, purifiées par quelque de que ce soit, dans les fossés, mares à eaux stagnantes, rs d'eau d'un débit presque nul ou puits absorbants, ne sera ré dans aucun cas.

ART. 4. — Les distilleries d'alcool de jus de betteraves ne set autorisées qu'aux conditions suivantes :

.° Ou bien on suivra des procédés fournissant des résidus pourront être employés intégralement pour l'alimentation étail ;

.° Ou bien les vinasses seront déversées sur de larges surs de terres arables non drainées, sans qu'aucune portion sse s'écouler dans les fossés ou cours d'eau. Dans ce cas, l'intriel emploiera le procédé de fabrication qui lui conviendra;

.° Ou bien les vinasses seront deversées dans les cours d'eau débit d'au moins quatre mètres cubes par seconde après filion préalable au travers d'un terrain drainé d'une superficie isante. L'acide hydrochlorique, dans ce cas, sera substitué à de sulfurique, et la construction des bassins de dépôt pour vinasses seulement, ainsi que le traitement par la chaux ne nt pas obligatoires ;

.° On pourra déverser directement les vinasses dans un cours d'eau, pourvu qu'il ait un débit d'au moins dix cubes par seconde. L'industriel ne devra alors employer que de chlorhydrique, mélanger les vinasses bouillantes à la chaux dans la proportion de 1 kil. de chaux par hectolitre de vinasse, construire les bassins de dépôt réglementaires et n'en laisser sortir les vinasses que parfaitement claires et alcalines.

Art. 5. — Prescrire aux industriels qui déversent les résidus liquides de leurs opérations dans les cours d'eau, l'exécution rigoureuse et complète de toutes les mesures spécifiées dans les arrêtés d'autorisation.

Art. 6. — Le système d'épuration des eaux industrielles soumis à M. le Préfet par M. Dupont, est conçu, combiné et exécuté de telle sorte qu'il est impossible d'en obtenir des résultats avantageux.

Art. 7. — Le Conseil émet le vœu :

1.° Que le curage à vif fond des petits cours d'eau et des canaux d'un faible débit soit effectué par qui de droit;

2.° Que les cours d'eau soient soumis à une surveillance active.

3.° Qu'il soit nommé une commission syndicale des cours d'eau;

4.° Qu'il soit nommé un inspecteur de salubrité départemental, avec mission d'éclairer les industriels sur la marche à suivre dans l'exécution des mesures qui leur sont prescrites, de les modifier suivant les circonstances en cas d'urgence, d'en surveiller l'exécution, de contrôler les résultats obtenus, et hors les cas d'urgence, de s'en référer aux lumières du conseil central, auquel son action devra toujours être subordonnée.

Signé, KOLB, DEMESMAY, MEUREIN, rapporteur.

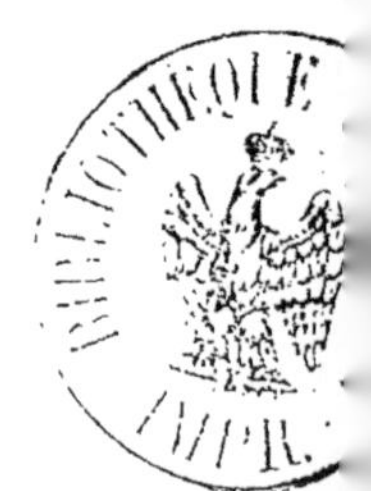

Lille-Imp. L. Danel.